Berührung – Rhythmus – Heilung
Die Rhythmische Massage nach Dr. med. Ita Wegman
Stefan Härter

Inhalt

Vorwort	3
Rhythmische Massage als ganzheitliche Therapie	4
Was ist Rhythmische Massage?	5
Geschichte der Rhythmischen Massage	6
Menschenkundliche Aspekte zur Gesundheit	7
Berührung	7
Tasterfahrung in der kindlichen Entwicklung	7
Ich- und Welterfahrung durch die Sinne	9
Tastsinn	10
Lebenssinn	12
Bewegungssinn	12
Gleichgewichtssinn	13
Berührtwerden bei der Massage	14
Rhythmus	14
Was ist Rhythmus?	14
Rhythmus trägt Leben	15
Wesensglieder	17
Wirkung der Wesensglieder	19
Funktionelle Dreigliederung	20
Der individuelle Mensch	22
Heilung	23
Besonderheiten der Rhythmischen Massage	25
Wirkungen	27
Beschreibung der Wirkungen aus dem Verständnis der Dreigliederung	28
Beschreibung der Wirkungen aus dem Verständnis der Wesensglieder	30
Behandlungsdurchführung	32
Anwendungsbereiche	36
Indikationen	36
Kontraindikationen	36
Eingliederung in die Anthroposophische Medizin	36
Zusammenfassung	37
Ausbildungsmöglichkeiten und Adressen	38
Quellen und weiterführende Literatur	39
Zitate	40

Vorwort

Heute sucht ein grosser Teil der Bevölkerung eine ganzheitliche Medizin. Diesem Bedürfnis nach Ganzheitsmedizin kann die Rhythmische Massage entgegenkommen, denn sie spricht den individuellen Menschen als Ganzes an und will ihn auf seinem Lebensweg – mit Krankheit und um Gesundheit ringend – unterstützen.

Dieses Heft zeigt Aspekte zum Gesundheitsverständnis auf, die auf dem Gleichgewicht zwischen krank machenden und heilenden Prozessen beruhen, ausgehend von Erkenntnissen der anthroposophischen Menschenkunde. Nach einer kurzen Darstellung der Rhythmischen Massage werden ausgehend von Berührung, Rhythmus, Heilung diese Grundlagen entwickelt, um dann vertieft zum Verständnis der Rhythmischen Massage zu kommen.

Die Vereinigung anthroposophisch orientierter Ärzte in der Schweiz freut sich, dass es gelungen ist, in dieser Publikation die Rhythmische Massage umfassend und in ihren menschenkundlich-medizinischen Grundlagen differenziert darzustellen.

Eva-Gabriele Streit, leitende Ärztin am Paracelsus-Spital Richterswil, Vorstandsmitglied und Sekretärin der Vereinigung anthroposophisch orientierter Ärzte in der Schweiz

Hinweis des Herausgebers: Zur Erleichterung der Lesbarkeit wird in diesem Heft für beide Geschlechter meist die männliche Form verwendet.

Rhythmische Massage als ganzheitliche Therapie

Unter dem Stichwort «Massage» findet man in «Wikipedia», der freien Enzyklopädie:

> Massage ist eine Therapieform der physikalischen Medizin. Massage ist eine mit den Händen durchgeführte mechanische Beeinflussung der oberen Körperschichten mit Wirkung auf den gesamten Organismus.
>
> Das Wort Massage hat Ursprünge in verschiedenen Sprachen. Im Französischen steht das Wort «masser» für kneten, im Griechischen steht «massein» ebenfalls für berühren bzw. kneten. Im arabischen Sprachraum existiert das Wort «mass» für berühren und im Hebräischen steht «maschiach» für salben bezugsweise gesalbt.[1]

Das ist eine allgemeine, offen lassende Beschreibung der Massage. Besonders interessant finde ich die Beschreibung der Ursprünge des Wortes «Massage». Im Arabischen und Griechischen sieht man im Wort «mass» den Hinweis auf Berührung – den Ausgangspunkt der nun folgenden Betrachtung. Es stellt sich mir die Frage, warum im Hebräischen das Wort «gesalbt», das auch an religiöse Handlungen denken lässt, mit den gleichen drei Buchstaben «mas» wie das deutsche «massieren» beginnt: die gleiche Silbe in verschiedenen Sprachen. Berührung in Verbindung mit einer religiösen Erfahrung – diesen Gedanken werde ich später wieder aufgreifen.

Vieles von dem, was im Folgenden dargestellt wird, gilt für andere Massagearten ebenso wie für die entspannenden und aufbauenden Massagen im Familien- und Freundeskreis. Das zeigt die Verwandtschaft der verschiedenen Massageformen auf.

Die Rhythmische Massage ist nur verständlich aus der Anthroposophie Rudolf Steiners, auf deren Grundlage sie entstanden ist. Es ist mir ein Anliegen, einiges dazu aufzuzeigen. Die anthroposophischen Grundlagen, die hier entwickelt werden, möchte ich als eine Art Arbeitshypothese verstanden wissen, mit denen ich über viele Jahre gearbeitet habe. Sie haben sich mir in der therapeutischen Arbeit und für mein Leben als fruchtbar und richtig erwiesen.

Was ist Rhythmische Massage?

Die Rhythmische Massage nach Dr. med. Ita Wegman ist eine klassische Massage, erweitert nach den Erkenntnissen der Anthroposophischen Medizin.

Die Grundgriffe der klassischen Massage werden dabei intensiviert, indem mehrere Elemente hinzugefügt werden. Diese sind in der Hauptsache:

- Das Gewebe wird durch weiche, fliessende, saugende Griffe von der Tiefe zur Peripherie hin gelöst.
- Die individuelle Form der Berührung wird an die therapeutischen Gesichtspunkte des jeweiligen Krankheitsbildes und des Befundes angepasst – von kräftig bis zart, von punktuell bis flächig oder von langsam bis schnell.
- Das belebende rhythmische Element durchzieht sowohl die Massagegriffe als auch die Behandlungsabfolge.
- Die Selbstheilungskräfte werden angeregt, die Eigenregulation der Lebensprozesse unterstützt.
- Besondere Streichungen – wie phasenverschobene Kreise und verschiedene Formen der Lemniskate – lösen und verbinden einzelne Körperpartien.

Bei der Rhythmischen Massage finden Ablagerungen, Stauungen, Spannungen sowie der gesamte Wärmehaushalt des Körpers gleiche Beachtung. Hieraus erklärt sich die ausgesprochene Wirkungsvielfalt.

Die Rhythmische Massage beeinflusst die Durchblutungsverhältnisse günstig, regt die Bewegung der Gewebeflüssigkeit an, reguliert Fehlspannungen in Muskel- und Bindegewebe und wirkt vornehmlich unterstützend auf die Eigenregulation des Organismus. Das führt dazu, dass sich die Atmung vertieft, die Herz-Kreislauf-Funktion verbessert, die Verdauung normalisiert und der gesunde Wach-Schlaf-Rhythmus wieder hergestellt wird.

Die rationale Grundlage der Rhythmischen Massage bildet die funktionelle Drei- bezugsweise Viergliederung des menschlichen Organismus gemäss dem Menschenbild der Anthroposophischen Medizin. Diese Gesichtspunkte einzubeziehen erlaubt, die konventionellen Indikationen für Massage zu erweitern, um zum Beispiel Behandlungen von Venenleiden und Tumorerkrankungen, aber auch von Patienten aus der Heilpädagogik und Psychiatrie, durchzuführen. Die Kontraindikationen sind ähnlich denen der klassischen Massage.

Die professionell tätigen Therapeutinnen und Therapeuten streben die Heilung jeder Patientin, jedes Patienten auf individuelle Weise an. Diese

Fachkräfte sind in der Regel als Physiotherapeut/in, Medizinische Masseurin oder Medizinischer Masseur FA ausgebildet. Durch die anthroposophische Menschenerkenntnis und eigene Wahrnehmungsschulung sind sie zusätzlich befähigt, dieses Ziel im Rahmen der persönlichen Möglichkeiten zu erreichen.

Die Zeiteinteilung entspricht den individuellen Erfordernissen der Patienten und der Krankheitsbilder. Eine Nachruhezeit ist als Nachklang erforderlich. Erst im Nachklang können die Anregungen eigenständig verarbeitet werden.

Geschichte der Rhythmischen Massage

In vergangenen Jahrhunderten, als in Europa Puder zur persönlichen Hygiene wichtiger war als Wasser, hatte Massage kaum Platz im Volksbewusstsein.

Im 19. Jahrhundert «entdeckte» dann der Schwede Per Henrik Ling nach einer Verletzung die wohltuende Wirkung der Massage an sich selber und entwickelte ein ganzes System von Behandlungsformen. Dabei knüpfte er an Erfahrungen der alten Griechen an, bei denen die Leibespflege durch Gymnastik und Massage einen hohen Stellenwert hatte. Die «Schwedische Massage», die so entstand, ist im Wesentlichen die Grundlage unserer heutigen «klassischen Massage».

Frau Dr. med. Ita Wegman wurde in den Jahren 1900–1905 in Holland und Berlin in verschiedenen Massagemethoden ausgebildet, bevor sie 1906–1911 in Zürich und München Medizin studierte. Menschenkundliche Erkenntnisse durch die Anthroposophie und medizinische Hinweise Rudolf Steiners – des Begründers der Anthroposophie – führten 1921 zur Gründung der heutigen Ita Wegman Klinik. In der von ihr begründeten Klinik bearbeitete Ita Wegman die Schwedische Massage, fügte die neuen Erkenntnisse der Anthroposophie in das Gebiet der Massage ein und entwickelte auf dieser Grundlage die Rhythmische Massage.

Ita Wegman unterwies Ärzte, Krankenschwestern und andere Mitarbeiter der Klinik während der täglichen Pflege und im mündlichen Unterricht. Sie führte die Massage am liebsten selbst vor und legte grossen Wert darauf, dass ihre Schüler intuitiv das für den individuellen Patienten Richtige anwandten. 1929 kam die Ärztin Margarethe Hauschka-Stavenhagen an die Ita Wegman Klinik. Zwölf Jahre lang machte sie bei Ita Wegman verschiedene therapeutische Schulungen durch, besonders in Maltherapie und Rhythmischer Massage. Seither lehrte sie «Rhythmische Massage nach Dr. med. Ita Wegman». In dieser Zeit wurde die Rhythmische Massage immer weiter ausgearbeitet und vor allem an Krankenschwestern weitergegeben.

Später führte Margarethe Hauschka in Stuttgart Kurse für Physiotherapeuten und Medizinische Masseure durch. Mit der wachsenden Bekanntheit der Rhythmischen Massage wuchs das Bedürfnis nach einer eigenen Schule, was 1962 realisiert werden konnte. Es entstand in Deutschland die **Schule für Künstlerische Therapie und Rhythmische Massage** in Boll, die heutige **Margarethe Hauschka-Schule**. Von da an gab es regelmässig Fortbildungskurse für Physiotherapeuten und Masseure. Bis zu ihrem Lebensende leitete Margarethe Hauschka die Schule, unterstützt von Irmgard Marbach und weiteren Lehrkräften und Ärzten.

Heute gibt es in verschiedenen Ländern Schulen, an denen die Rhythmische Massage erlernt werden kann. In der Schweiz sind wir besonders dankbar, dass die **Schule für Rhythmische Massage** an der Ita Wegman Klinik – dem Ort also, an dem die Rhythmische Massage entstanden ist – ihren Sitz haben kann.

Menschenkundliche Aspekte zur Gesundheit

Um die beschriebene Erweiterung der klassischen Massage in ihrer Bedeutung verstehen zu können, möchte ich auf einige menschenkundliche Grundlagen der Gesundheit eingehen, wie sie sich aus der Anthroposophie Rudolf Steiners ergeben und in der individuellen Biografie zeigen. Ich gehe dabei von den drei Themen «Berührung, Rhythmus, Heilung» aus, werde sie vielfältig betrachten und Fragen zur eigenen Auseinandersetzung stellen.

Berührung

Tasterfahrung in der kindlichen Entwicklung
Kürzlich fragte mich eine Mutter, ob ich das Werbebild von «Vicks» kenne, auf dem ein Kind eingerieben wird. Dann erzählte sie mir von ihrem Sohn, der immer wieder sage, er sei erkältet, habe Husten und ob sie ihm die Salbe einreiben könne? Eigentlich sei er gar nicht erkältet, es sei ihm vor allem darum gegangen, eingerieben zu werden, da er das so gerne habe.

Was spricht sich da aus? Was für ein Bedürfnis hat der Knabe? Woher kommt es?

Erste Tasterfahrungen macht der Embryo im Mutterleib. Das werdende Kind wächst und bildet sich im Mutterleib. Es ist umschlossen von den verschiedenen Hüllen, die ihm Schutz, Wärme, Nahrung geben – alles was es für den Aufbau seines Leibes braucht. In diesen Hüllen, im Fruchtwasser schwimmend, erfährt es Berührung an den Grenzen seines Leibes: durch die Flüssigkeit, durch die Gebärmutter, durch den eigenen Leib, wenn sich zum Beispiel die Händchen finden. Die Bewegungen der Mutter, ihr Atemrhythmus, der Herzschlag – so Vieles wird zu ersten Tasterfahrungen.

Wird hier ein Grundbedürfnis im Menschen angelegt? Ist es wie ein Same der Sehnsucht nach Berührung, nach Nähe?

Weitere Tasterfahrungen erfolgen als Säugling und Kleinkind. Beim Waschen, Wickeln, Kleiden erfährt das Kind wieder die Grenzen seines Leibes, lernt sie besser kennen und – durch unangenehme Erfahrungen – immer besser schützen. So entwickelt es ein Bewusstsein für seinen Leib, seine Grenzen und sein Stehen und Bewegen im Raum.

In diesem Lernen gibt es eine grosse Hilfe: die liebevolle Berührung, das auf den Arm genommen Werden, Liebkosungen, vielleicht auch sorgfältige Massagen. Dabei spielt die Qualität der Berührung eine grosse Rolle. Wenn sie angenehm ist, lässt das Kind sie gerne zu und ist bereit, sie anzunehmen. All die Berührungen, die Worte, die es hört, nähren und geben seelischen Boden, innere Kräfte werden entwickelt. Und das wirkt auch zurück, das Kind lernt auf andere Menschen zuzugehen, es weiss, dass es geliebt wird und strahlt das zurück. Es wird ein «soziales» Wesen. Das Kind lernt, das wundervolle Wohlbehagen und die Geborgenheit des Liebens und Geliebtwerdens zu geniessen.

Die Fähigkeit der Haut, Empfindungen wahrzunehmen, ist schon sehr früh entwickelt und verfeinert sich im Laufe des Lebens. Eine Vielzahl von Sinnesorganen findet sich in der Haut: für Berührung, Wärme und Kälte, Druck usw. Dabei wirken sich diese Wahrnehmungen auf alle Körpersysteme aus: auf Atmung, Herzschlag und Kreislauf, aber auch Verdauung, Ausscheidung, Nerven und Drüsen.

So wie die Haut den Leib als Ganzes umschliesst, erlebt der Mensch seinen Leib als Ganzes, und so wirkt alles, was an einem Teil geschieht, auf das Ganze zurück. Wenn ein Stein auf eine Zehe fällt und der Schmerz uns durchzuckt, ist das ganze Leibesempfinden und auch das Denken beeinträchtigt, genauso wie ein heftiger Juckreiz die ganze Aufmerksamkeit auf sich ziehen kann.

Tasterfahrungen dienen der gesunden seelischen Entwicklung. In die Erde gelegte Samenkörner schlagen Wurzeln und bilden Keime. Damit sie es in ordentlicher, ihnen gemässer Weise tun können, brauchen sie Schutz und Pflege. So soll auch das Kind behütet und begleitet werden, damit seine Entwicklung ungestört verlaufen kann. Dabei helfen Berührung und Zuwendung auf vielfältige Art. Fehlt die Berührung und die Zuwendung, werden die Kinder einsam und sozial schwierig. In unserer Zeit sind die verschiedenen Formen der traumatisierenden Grenzüberschreitung und ihre Folgen viel mehr im Bewusstsein.

Was geschieht bei einer Berührung, bei einer Massage?

Ich- und Welterfahrung durch die Sinne
Die Sinne sind einerseits ein Tor zur Welt, andererseits bilden sie die Grundlage des im Leib verankerten Ich-Bewusstseins. Der Leib wird erlebt – besonders deutlich bei Berührung oder Massage. Es gibt kaum eine Situation des wachen Menschen, in der er seinen Leib nicht spüren kann. Was ermöglicht, dass wir uns spüren?

In der Anthroposophie werden zwölf Sinne beschrieben. Rudolf Steiner sprach von drei Sinnesbereichen. Er wies auf den Unterschied zwischen den «unteren», den «höheren» und den «höchsten Sinnen» hin.

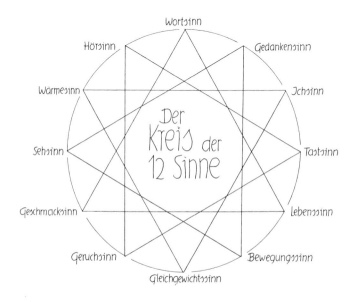

aus Karl König: Der Kreis der zwölf Sinne, Verlag Freies Geistesleben

Die «unteren Sinne» geben Kunde von Leben, Berührung, Bewegung und Gleichgewicht des eigenen Leibes. Darauf stützt sich das Bewusstsein, dass der Mensch einen Leib hat, in den er inkarniert ist. Durch diese Sinne erlebt er «nur» den eigenen Leib, seine Grenzen und seine Stellung im Raum. Durch den Leib erfahren Seele und Ich des Menschen die Welt.

Zu den «höheren Sinnen» zählen der Sehsinn, der Geruch-, der Geschmack- und der Wärmesinn. Durch diese Sinne erfährt der Mensch die Umwelt: den Reichtum der Farben und Formen, die verschiedenen Düfte, den Geschmack der Speisen und die Wärme oder Kälte. Wir sind durch diese vier «höheren Sinne» ein Teil der uns umgebenden Welt und können diese wahrnehmen.

Ganz anders die «höchsten Sinne»: Hörsinn, Wortsinn, Gedankensinn und Ichsinn.

Mit dem Hörsinn kann der Mensch Geräusche, Klänge, Worte oder Töne hören. Er nimmt sie wahr und durch den Wortsinn unterscheidet und benennt er sie. Der Gedankensinn ermöglicht, die Bedeutung der Worte und Dinge zu erkennen – so können wir uns über das, was hinter den Worten steht, Gedanken machen und darüber miteinander sprechen. Durch den Ichsinn erleben wir: Der Andere ist auch ein Mensch mit einem Ich. So erlangen wir ein intellektuelles und gefühlsmässiges Verständnis des Menschseins.

Die «unteren Sinne» sind für das Erleben der Berührung und für die Massage wesentlich. Zu den «unteren Sinnen» gehören Tastsinn, Lebenssinn, Bewegungssinn und Gleichgewichtssinn. Die «unteren Sinne» sind das Tor für das «Gespräch», das die Hände des Massierenden mit dem Leib des anderen führen kann.

Als Therapeut kann ich mich vom Gewebe des Patienten und seiner Beschaffenheit ansprechen lassen. Ich kann über die «unteren Sinne» wahrnehmen, was ihm wohl tut, und ich kann innerlich nacherleben, wie mein Handeln vom Patienten erlebt wird und es bei der individuellen Behandlung anpassen.

Tastsinn

Der Tastsinn ist ein ursprünglicher Sinn, der in allen anderen Sinnen in gewisser Weise mit aktiv ist. Auch beim Schmecken, der Empfindung von Wärme oder Kälte ist der Tastsinn mit aktiv.

In der Haut finden sich viele Tastkörperchen über die ganze Oberfläche des Menschen verteilt. Im engeren Sinne reicht der Tastsinn nur bis zur inneren Schicht der Haut. Das heisst, die Oberfläche unseres Körpers wird von innen gespürt: Da ist die Grenze des Körpers, draussen beginnt die umgebende Welt, die beim Tasten die Grenze des Leibes verschiebt. Beim Tasten begegnet der Mensch der Welt. Ein Kind lernt das, was es berührt, zu unterscheiden und immer mehr auch zu benennen – je nach den verschiedenen Eindrücken, die es dabei erlebt.

Jeder kennt sicher die Erfahrung: Im Dunkeln berühren wir etwas, wissen nicht was es ist, stossen uns vielleicht an etwas Weichem, Feuchtem, Kaltem – das kann ja gruselig sein! Und sobald wir erkennen, um was es sich handelt – vielleicht nur um ein nasses Tuch – ist der erste Schreck vorbei. Dieses zunächst unbestimmte Erlebnis vermittelt der Tastsinn. Wir wollen es erkennen, verstehen und so unseren Platz in der Welt finden.

Der Tastsinn vermittelt die allgemeine Erfahrung von der Grenze des eigenen Leibes.

In einem Vortrag über die zwölf Sinne des Menschen sprach Rudolf Steiner davon, wie der Mensch beim Tasten eigentlich nur sich selber wahrnimmt. Wenn er einen Gegenstand betastet, so spürt er, wie dieser mehr oder weniger stark auf ihn drückt, je nach dessen Härte oder Weichheit. Er nimmt nicht den Gegenstand wahr, sondern das, was dieser in ihm bewirkt: die Veränderung der Körperform. Ein harter Gegenstand schiebt seine Organe stark zurück, ein weicher weniger. Dieses Zurückschieben, die Veränderung der Körperform, nimmt der Tastsinn in aller Feinheit wahr.

Der Mensch erlebt jedoch anders: Er projiziert diese Erfahrung nach aussen und schreibt sie als Eigenschaft den Dingen zu. Er fühlt den Körpern an, ob sie hart oder weich sind, ob sie rau oder glatt sind, ob sie aus Seide oder aus Wolle sind; er projiziert die Erlebnisse des Tastsinnes in den äusseren Raum. Das eigentlich innere Erlebnis des Tastsinnes bleibt ganz im Unbewussten, es strahlt in die Seele hinein; nur merkt der Mensch den Zusammenhang seines seelischen Erlebnisses mit dem, was der äussere Tastsinn ertastet, nicht.

> Aber dasjenige, was da ins Innere hineinstrahlt, ist nichts anderes als das Durchdrungensein mit dem Gottgefühl. Der Mensch würde, wenn er keinen Tastsinn hätte, das Gottgefühl nicht haben.
>
> Rudolf Steiner [2]

Durch das Tasten fühlt sich der Mensch durchdrungen mit dem Sein als Solchem. Er fühlt sich als Teil der ihn umgebenden Welt. Das gibt ihm Sicherheit in sich, das Vertrauen in den Leib und zur Erde, auf der er steht. Der Tastsinn gibt die Bestätigung, dass etwas existiert, viel mehr als das Sehen. Das, was alles durchdringt, was hält und trägt, diese alles durchdringende Gottsubstanz kommt ins Bewusstsein und ist, nach innen reflektiert, das Erlebnis des Tastsinnes. Dieses innere Erlebnis des Tastsinnes wird nicht voll bewusst.

Wird ein Mensch berührt oder massiert, klingt etwas in der Seele auf, was ihm ein Gefühl des Vertrauens, des Wohlbefindens, ein Ruhen in der Welt und in sich selbst gibt. Die Stille und Ruhe während der Rhythmischen Massage geben Platz für solche inneren Tastsinnerlebnisse, die ins Bewusstsein steigen können. Ich habe immer wieder erlebt, wie Patienten nach der Behandlung versuchten, solche Erfahrungen auszudrücken.

Lebenssinn
Durch den Lebenssinn erlebt sich der Mensch als ein Wesen, das den Raum seines Körpers erfühlt. Das Gefühl der inneren Behaglichkeit ist das Erlebnis des Lebenssinnes. Wenn etwas weh tut, bei Hunger oder Durst, ist es der Lebenssinn, der das ins Bewusstsein hinaufstrahlt und dazu drängt, etwas zu verändern. Nach einem guten Essen kann die Behaglichkeit erhöht sein. Wir fühlen uns wohl in unserem Leib. Wenn wir zuviel gegessen haben, fühlen wir uns schwer, unwohl, die innere Behaglichkeit ist vermindert und mahnt uns, das nächste Mal achtsamer zu sein. Es ist ein allgemeines «Sich-Erfühlen», was der Mensch als Wirkung des Lebenssinnes erfährt.

Die extreme Äusserung des Lebenssinnes ist der Schmerz. In der Haut gibt es dafür Schmerzrezeptoren. Jeder Mensch kennt Schmerzen – ein unangenehmes Sinnes- und Gefühlserlebnis. Sie sind ein Warnsignal des Körpers, der Schmerz gibt eine Warnung: Etwas stimmt nicht. Ohne Schmerzen hätte der Mensch grosse Mühe, sich gesund und intakt zu erhalten.

Bei Menschen, die das Bedürfnis nach Massage oder auch Berührung haben, ist die Behaglichkeit, die der Lebenssinn vermittelt, oft herabgestimmt. Menschen, denen etwas weh tut, reiben sich oft selber ein oder bitten jemand anderes darum. Jeder Mensch kennt die Situation, wie tröstend es sein kann, wenn wir ein weinendes Kind in die Arme nehmen und ihm dadurch das Schmerzerlebnis lindern.

Schmerz ist ein häufiger Grund, warum Menschen eine Behandlung wie die Rhythmische Massage suchen.

Der Lebenssinn kann direkt wahrnehmen, ob uns etwas gut tut. Das zeigt sich auch unmittelbar in Veränderungen des Gewebes, es kann weicher, entspannter werden, Falten können sich glätten.

Bewegungssinn
Der Bewegungssinn ermöglicht wahrzunehmen, ob wir in Ruhe oder Bewegung sind und wo die Gliedmassen sich befinden. In den Sehnen, den Muskelfasern und der Haut befinden sich Rezeptoren, die wahrnehmen, wenn Muskeln sich verlängern oder verkürzen, sich verändern. So spürt der Mensch, ob er sich bewegt und wie er einen Bewegungsablauf durchführt.

Bewegung, Springen, Klettern, Tanzen können den Menschen ganz mit Freude erfüllen, er spürt eine Leichtigkeit und innere Freiheit dabei. In die Seele hineingestrahlt gibt das jenes Freiheitsgefühl des Menschen, das ihn sich als Seele empfinden lässt: die Empfindung des eigenen freien Seelischen. Die innere Wirkung des Bewegungssinnes ist das Hereinstrahlen der Muskelverkürzungen und -verlängerungen in sein Seelisches. Dadurch kann sich der Mensch als eine freie Seele empfinden.

Wenn die Bewegungsmöglichkeiten nach Unfall oder Krankheit eingeschränkt sind, kann das sehr stark empfunden werden. Der Verlust dieses freien Gefühls, das durch die Bewegung erfahren wird, kann schwer zu ertragen sein.

Das Sinnesorgan des Bewegungssinnes wird in der naturwissenschaftlichen Literatur meist als Tiefensinn oder Muskelsinn bezeichnet.

Gleichgewichtssinn
Durch den Gleichgewichtssinn bekommt der Mensch die Orientierung im Raum. Er erlebt sich in der Aufrechten, er erlebt Schwerkraft und Leichtigkeit. Ohne Raumgefühl wird ihm schwindlig. Gleichgewicht kann nur in einem Schwerefeld gehalten werden, im schwerelosen Zustand ist das nicht möglich. Ich brauche die Festigkeit der Erde unter mir, um das Gleichgewicht zu halten. Ich kann auf ihr meinen eigenen Standpunkt finden.

Der Gleichgewichtssinn vermittelt ein Bewusstsein des Verhältnisses von Körper und Aussenwelt. Durch ihn können wir unterscheiden, ob wir stehen oder ob wir liegen, durch ihn können wir wahrnehmen, wie wir uns im Gleichgewicht halten, wenn wir auf unseren zwei Beinen stehen. «Sich-im-Gleichgewicht-Fühlen» wird vermittelt durch den Gleichgewichtssinn. Wir nehmen das ganz in unserem Inneren wahr.

> **Wie empfinden wir denn, in die Seele hineingestrahlt, die Erlebnisse des Gleichgewichtssinnes? Das ist schon ganz seelisch: wir empfinden das als innere Ruhe, als jene innere Ruhe, welche macht, dass, wenn ich von da bis hierher gehe, ich doch nicht zurücklasse den, der da in meinem Körper steckt, sondern ihn mitnehme; der bleibt ruhig derselbe. Und so könnte ich durch die Luft fliegen, ich würde ruhig derselbe bleiben. Das ist dasjenige, was uns unabhängig erscheinen lässt von der Zeit. Ich lasse mich auch heute nicht zurück, sondern ich bin morgen derselbe. Dieses Unabhängigsein von der Körperlichkeit, das ist das Hineinstrahlen des Gleichgewichtssinnes in die Seele. Es ist das Sich-als-Geist-Fühlen.**
>
> Rudolf Steiner [2]

Innere Ruhe, «sich als Geist fühlen», sind innere Erlebnisse des Gleichgewichtssinnes.

Berührtwerden bei der Massage
Achtsamkeit, «Liebe zum Kleinen» kann in jeder Beziehung, in jeder Begegnung mit anderen Menschen geübt werden. Eine solche Haltung, getragen von Mitgefühl, das «Präsent-Sein», spielt eine wesentliche Rolle in jeglicher therapeutischen Tätigkeit, ja in der Begegnung von Menschen überhaupt.

Die bewusst gepflegte Berührung mit Respekt vor dem Anderen, seinem Wesen, seiner Individualität ist ein «Heilmittel» gegen viel Unangenehmes und Schmerzhaftes. Ein Tor für dieses Heilmittel sind die Sinne, sie führen zum individuellen Handeln und Erleben. Die Sinneslehre kann Massierenden helfen, die Griffqualität zu differenzieren und auch die Wirkung therapeutisch nachzuvollziehen, die der Erlebende erfährt.

Der Mensch kann sich angenommen fühlen, er hat das Erlebnis, wieder in sich zu ruhen. Oder, wie sich Patienten öfters ausdrücken, sich zu spüren, zentriert zu sein und sich durch die Massage geerdet zu fühlen. Das «Ganz-in-sich-selbst-Ruhen» im Einklang mit der Welt ist ein Urquell der Gesundheit. Rhythmische Massage fördert dies bewusst.

Das Grundbedürfnis des Menschen nach Berührung geht einher mit dem anderen Bedürfnis, dem der Abgrenzung. Der Wunsch nach Abgrenzung, der Wunsch, Berührung zu vermeiden, gehört genauso zum Menschsein. Umwelt und Intimsphäre begegnen sich, es gibt eine Zone um den Menschen herum, die noch zu ihm gehört. Dieser Umraum ist zugleich ein Schutzraum, er ist bei jedem Menschen verschieden gross, auch verschieden je nach dem, wer berührt und mit welcher inneren Haltung er es tut.

Ein sorgfältiger Umgang mit der Privatsphäre des Patienten schafft das Vertrauen, das für eine therapeutische Beziehung Voraussetzung ist. Dazu gehören ein klares Ziel, ein Auftrag zur Massage und alle notwendigen Informationen.

Rhythmus

Was ist Rhythmus?
In der Natur werden viele Vorgänge als Rhythmen bezeichnet. Sie erscheinen in Prozessen, wie zum Beispiel dem Nektarfluss der Blüten im Tageslauf in der Pflanzenwelt; dem Wechsel vom Sommer- zum Winterpelz in der Tierwelt im Wandel der Jahreszeiten; Einatmung und Ausatmung, Schlafen und Wachen.

Was ist all diesen Geschehen gemeinsam, was kennzeichnet Rhythmus?

Es zeigen sich jedesmal Polaritäten: zum Beispiel offene und geschlossene Blüten, Wachen und Schlafen. Diese Polaritäten werden durch ein aktives Drittes miteinander verbunden, das einen dynamischen Übergang herstellt. Dieses Geschehen vollzieht sich immer wieder und ist jedes Mal neu: Der Winterpelz vom Vorjahr wird nicht wieder neu «angezogen», ein Atemzug nicht einfach wiederholt. Es sind Wiederholungen, aber nicht das Gleiche, sondern etwas Ähnliches, etwas Erneuertes erscheint. Ein weiteres Element kann besonders gut bei der Atmung beobachtet werden: Steige ich auf einen Berg, ist sie anders als in Ruhe. Sie passt sich elastisch an die jeweils geltenden Bedingungen an, um eine optimale Wirksamkeit zu erreichen.

Wilhelm Hoerner definiert den Rhythmus in seinem Buch «Zeit und Rhythmus» wie folgt:
> Polarität und Ausgleich
> in steter Erneuerung
> mit elastischer Anpassung.

Mit diesen Begriffen wird das Wesen des Rhythmischen gut beschrieben.

Rhythmus trägt Leben
Alle Lebensvorgänge sind begleitet von Rhythmen. Das Leben verläuft in Rhythmen. Der Rhythmus bringt eine Erfrischung und Erneuerung, er ist der eigentliche Träger des Lebens und der Gesundheit. Es zeigen sich immer zeitliche Wiederholungen von ähnlichen Ereignissen. Alle physiologischen Prozesse verlaufen rhythmisch. Das Lebendige vermag sich stets zu regenerieren, indem es immer wieder ähnliche Ereignisse hervorbringt, und so gibt es im Lebendigen nirgends Stillstand.

In der Chronobiologieforschung, d.h. der Erforschung der zeitlichen Organisation der Lebensprozesse und Lebensvorgänge, fand man viele verschiedene Rhythmen, die sich im menschlichen Körper abspielen. Wir kennen alle einen grossen, im Tag sich abspielenden: den Schlaf-/Wach-Rhythmus. Aber es gibt auch viele, schnellere: Peristaltik des Darmes, Atmung, Pulsschlag des Herzens und andere mehr.

Die zeitliche Organisation ist für lebende Organismen von grosser Bedeutung. So hat man bei allen bisher untersuchten Lebewesen rhythmische Vorgänge gefunden. Viele sind zwar voneinander abhängig, finden aber nicht gleichzeitig statt. Andere Vorgänge müssen nicht nur im eigenen Körper, sondern auch noch mit der Aussenwelt zeitlich abgestimmt werden. Ein wichtiges Hilfsmittel ist Regelmässigkeit – eine Regelmässigkeit die sich in einer breiten Skala biologischer Rhythmen äussert. Die

Längen für biologische Rhythmen reichen von Millisekunden bis zu Jahren. Zellteilung, Atmung, Herzschlag und Verhalten sind nur einige Beispiele. Erforscht man das Verhältnis der Rhythmen zueinander, findet man zum Beispiel das Verhältnis von Puls und Atem (Puls-Atem-Quotient: QP/A). Durchschnittlich schlägt das Herz pro Minute 72-mal. Atmet man in dieser Zeit 18-mal, beträgt das Verhältnis 1:4. Es hat sich gezeigt, dass jeder Mensch sein individuelles, zu ihm gehörendes Verhältnis hat, das sich im Laufe des Tages und je nach Tätigkeit immer an die Erfordernisse anpasst. Bestimmt man bei einer grossen Anzahl Menschen diesen Wert während der Nacht, kommt man im Durchschnitt auf das Verhältnis 1:4, aber im Einzelnen ist er sehr variabel. Für ein vertieftes Studium dieser Zusammenhänge sei auf die Literaturliste verwiesen.

Für den Menschen wurde in den letzten Jahren die chronobiologische Forschung wichtiger, da unsere Lebensweise immer häufiger unserer «biologischen Uhr» entgegenläuft. Warum können wir nicht jederzeit das leisten, was wir leisten wollen oder was von uns erwartet wird? Woher kommen die plötzlichen Einbrüche, wo nichts mehr geht und wir nur noch mutlos und erschöpft am liebsten im Bett blieben?

Die Chronobiologieforschung gibt eine eindeutige Antwort: Die Prozesse der Erholung und der Regeneration verlaufen in Rhythmen. Je rhythmischer wir leben, desto harmonischer können unsere Körperrhythmen zusammenwirken und desto schneller und besser kann sich unser erschöpfter Organismus erholen, denn Rhythmus gibt Kraft. Unrhythmisches Leben jedoch führt schneller und zu tieferen Erschöpfungszuständen.

Für eine gute Erholung, für Schwung und Tatkraft, ist Rhythmus ein wesentlicher Faktor. Nur: Wir leben in einer Zeit, in der in allen Lebensbereichen noch mehr Leistung und ein noch schnelleres Lebenstempo erwartet und angestrebt werden. Was kann man dagegen tun?

Gibt es äussere und innere Rhythmusgeber, die helfen, in ein Schwingen zwischen Belastung und Entlastung zu kommen? Versuche zeigen, wie wir grössere Rhythmen im Organismus, wie den Schlaf-/Wach-Rhythmus, anregen und verstärken können, indem wir kleine Rhythmen erzeugen – etwa durch rhythmische Bewegungs- oder Sprachübungen. Wer die Kraft des Rhythmus erkannt hat, wird Wege finden, kleine Rhythmen in seinen Lebensalltag einzuführen, um nach und nach durch den Rhythmus seine Lebenskraft zu stärken.

Die verschiedenen Rhythmen kommen durch äussere und innere Zeitgeber zustande. Äussere sind zum Beispiel der Wechsel von Tag und Nacht, von Woche zu Woche, von Monat zu Monat und von Jahr zu Jahr, innere zum Beispiel der Menstruationszyklus. Wirksamkeit und Zusammenspiel dieser Zeitgeber werden immer weiter erforscht. In der anthroposophischen Menschenerkenntnis gibt es die Möglichkeit, dies unter dem Gesichtspunkt der so genannten Wesensglieder zu tun. Ihre verschiedenen Qualitäten und ihr Zusammenwirken regeln die physiologischen Prozesse. Ich möchte sie im Folgenden kurz beschreiben, damit noch besser verständlich wird, wie die Rhythmische Massage wirkt.

Wesensglieder

In der anthroposophischen Menschenerkenntnis und Medizin kennen wir den Begriff **Wesensglieder**. Mit den vier Wesensgliedern lässt sich der Leibeszusammenhang beschreiben. Durch das Wirken und Zusammenwirken der Wesensglieder können nicht nur molekulare Interaktionen und physische Strukturen erklärt werden, sondern auch Wechselwirkungen von materiellen und immateriellen, geistigen und seelischen Kräften. Diese Kräfte zeigen sich sowohl in der Gestaltung und Konstitution unseres Leibes als auch in zeitlich geordneten Prozessen des Lebens, bis hin zu chemischen Reaktionen.

Zum Verständnis der Wesensglieder kann ein Blick in die Natur um uns herum hilfreich sein. Dort können wir in den vier Naturreichen Qualitäten beobachten, nacherleben und unterscheiden, die wir im Menschen ähnlich wiederfinden.

Erde: Alles Erdige unterliegt der Schwere. Zum Beispiel wird sich ein Erdrutsch immer zu Tal bewegen, das Magma fliesst nach einem Vulkanausbruch mit immenser Gewalt nach unten – nie umgekehrt.
Das Erdige ist unbelebt, in sich ruhend; es gibt den Grund, auf dem wir stehen. Zur Erde zählen wir alles, was als physische Substanz in der Natur ist.
Beim Menschen entspricht dies dem Physischen Leib.

Pflanze: Bei den Pflanzen finden wir ein neues Prinzip, das Leben. Die tote Erdensubstanz wird aufgenommen in das Leben und dadurch der Schwere enthoben. Der Baum mit seiner stolzen Höhe, das Gras mit seiner feinen Gestalt sind Beispiele dafür. Solange die Pflanze lebt, hat sie die Möglichkeit, die Schwere zu überwinden. Sie lebt in der Leichtigkeit. Eine welkende Blüte neigt sich wieder der Erde zu.
Im Menschen ist dies das biologische Prinzip: der Äther- oder Lebensleib.

Tier: Eine freie Beweglichkeit, die Atmung und die Fähigkeit, Sinnesreize zu empfangen und darauf zu reagieren, sind

Eigenschaften, die wir beim Tier finden. Diese Möglichkeiten gibt ihm der Seelen- oder Astralleib. Das Tier lebt mit seinem Seelen- oder Astralleib in einem belebten physischen Leib.
Die entsprechenden Fähigkeiten erhält auch der Mensch durch den Astralleib.

Mensch: Der Mensch hat einen beseelten und belebten Physischen Leib. Zu diesem kommt ein ganz neues, zentrales Prinzip dazu: das Geistige, der Wesenskern, als Ich mit seiner Fähigkeit zur Selbsterkenntnis, Selbsterziehung und bewussten Gestaltung des eigenen Lebens.
Der leibbezogene Teil dieses Prinzips ist die Ich-Organisation.

Schematisch kann man das so darstellen:

Mineral	Pflanze	Tier	Mensch
			Ich-Organisation
		Seelenleib	Seelenleib
	Lebensleib	Lebensleib	Lebensleib
Physischer Leib	Physischer Leib	Physischer Leib	Physischer Leib

Beispiele, bei denen die Wesensglieder als Zeitgeber wirken, finden wir im Rhythmus von Tag zu Tag wieder, der von der Ich-Organisation mitgestaltet wird. Der Rhythmus des Seelenleibes wirkt von Woche zu Woche, der des Lebensleibes von Monat zu Monat und der des Physischen Leibes von Jahr zu Jahr.

Kleine Unterschiede wecken immer die Aufmerksamkeit der Ich-Organisation und können auf den Rhythmus anregend wirken: zum Beispiel absichtlich den Haustürschlüssel verlegen, um sich am nächsten Tag wieder daran erinnern zu müssen. Früher war die immer wiederkehrende Wochengestaltung sehr tragend für die Familien: am Montag Wäsche waschen, am Samstag baden, am Sonntag spazieren gehen. Diese Gestaltung bringt Ruhe und Gleichmass ins Leben und befreit von hektischen und raschen Wechseln und Anpassungen. Beim «nur noch schnell ...» wird der Seelenleib angeregt und wirkt erregend, aber auch abbauend und ermüdend.

Früher dauerten Kuren nie kürzer als vier Wochen. Man hatte die Gesundheit stärkende Wirkung dieser Dauer beobachtet: den Monatsrhythmus des Lebensleibes. Ein Knochenbruch ist erst nach einem Jahr wirklich stabil, darin findet man den Rhythmus des Physischen Leibes wieder.

Wirkung der Wesensglieder
Wie wirken die verschiedenen Wesenglieder im Menschen?

Das geistige Wesen, das Ich oder die Ich-Organisation, hat seine Beziehung zum Element Feuer. Es organisiert die Wärme im Organismus, die beim Gesunden ausgeglichen und nach Körperteilen differenziert ist. Bei einer Überhitzung oder Unterkühlung der Gewebe ist das Gleichgewicht gestört. Bei der Berührung lassen sich diese Wärmedifferenzen spüren und durch den Rhythmus ansprechen.

Das seelische Wesen, der Seelenleib, steht in Beziehung zum Element Luft. Im gesunden Organismus führt er zur Spannung in Geweben und in der Muskulatur, stets angepasst an die gerade erforderlichen Verhältnisse. Manchmal zeigt sich eine Unter- oder Überspannung, aber jeder Mensch hat seine ihm eigene Grundspannung, die zu seiner Konstitution gehört. Die Spannung lässt sich durch Berührung beruhigen oder anregen.

Das biologische Wesen, der Lebensleib in Verbindung mit dem Element Wasser, wirkt im Wachstum, der Regeneration, hilft, die Leibesform zu erhalten und hemmt den Verfall. Bei Veränderungen findet man schlecht ernährtes, gequollenes oder gestautes Gewebe. Bewegung kann dieses wieder in Fluss bringen.

Das mineralische Wesen, der Physische Leib, gibt dem Menschen durch seine Beziehung zum Element Erde Struktur und Halt. Verhärtungen und Ablagerungen, aber auch Auflösungserscheinungen im Gewebe sind möglich.

Die Ich-Organisation, das geistige Prinzip, das allem übergeordnet ist und die Harmonie herstellen kann, wirkt durch die Wärme. Das astralisch-seelische Prinzip wirkt durch die Luft, das ätherische Lebensprinzip durch das Wasser und der Physische Leib durch das Element Erde.

Wesensglied Prinzip	Element	Aufgabe	Veränderungen
Geistiges Wesen Ich-Organisation	Feuer	organisiert Eigenwärme des Organismus	Überhitzung oder Unterkühlung der Gewebe
Seelisches Wesen Astralleib	Luft	reguliert Spannung in Gewebe und Muskulatur	Unter- oder Überspannung der Gewebe
Biologisches Wesen Ätherleib	Wasser	wirkt in Wachstum und Erhaltung der Leibesform, hemmt den Verfall	schlecht ernährtes, gequollenes oder gestautes Gewebe
Mineralisches Wesen Physischer Leib	Erde	gibt dem Menschen Struktur und Halt	Verhärtungen, Ablagerungen, Auflösungen im Gewebe

Diese Prinzipien oder Wesensglieder wirken nicht jedes für sich, sondern alle miteinander, sich durchdringend. Dieses Zusammenspiel ist verschieden in den drei grossen Funktionsgebieten des Nerven-Sinnessystems, des Rhythmischen Systems und des Stoffwechsel-Gliedmassensystems.

Funktionelle Dreigliederung
Die Erkenntnis der funktionellen Dreigliederung geht auf Rudolf Steiner zurück. Er beschrieb im Menschen drei voneinander verschiedene Systeme. Das Besondere dabei ist, dass er die den jeweiligen Systemen zugrunde liegenden Gesetzmässigkeiten erkannt und erläutert hat.

- Das erste System beinhaltet alles, was mit der Nerven- und Sinnesorganisation zusammenhängt: zum Beispiel wahrnehmen, ordnen, wach sein, erhellen.
- Das zweite System umfasst die rhythmischen Prozesse, das heisst alles was verbunden ist mit der Atmung, der Blutzirkulation, aber auch mit der rhythmischen Tätigkeit der Verdauung: zum Beispiel vermitteln, fühlen, mitempfinden, ausgleichen, harmonisieren, anpassen.
- Zum dritten System zählt alles, was dem eigentlichen Stoffwechsel und der Bewegungsorganisation angehört: zum Beispiel erkraften, aufbauen, ausscheiden, tätig sein, bewegen, Neues erzeugen.

So kann man am Menschen drei Systeme unterscheiden: das **Nerven-Sinnessystem,** vorzugsweise im Kopfe lokalisiert; das **Rhythmische System,** vorzugsweise in der Brust, um das Herz herum lokalisiert; das **Stoffwechsel-Gliedmassensystem,** das vorzugsweise in den Gliedmassen und in den daran anhängenden Stoffwechselorganen lokalisiert ist. Alle drei Systeme durchziehen jedoch den ganzen Körper und sind überall aktiv.

> Nun sind die beiden Systeme, das erste und das dritte, das Nerven-Sinnessystem und das Gliedmassen-Stoffwechselsystem, einander eigentlich polarisch entgegengesetzt. Was das eine erzeugt, zerstört das andere; was das andere zerstört, erzeugt das eine. Sie wirken also ganz im entgegengesetzten Sinne. Und das mittlere System, das Rhythmische System, stellt die Beziehung zwischen beiden her. Da wird gewissermassen zwischen beiden hin- und hergependelt, damit ein Einklang zwischen dem Zerstören des einen Systems und dem Aufbauen des anderen Systems immer stattfinden kann. Wenn wir zum

Beispiel das Stoffwechselsystem ins Auge fassen, so wirkt das Stoffwechselsystem mit seiner grössten Intensität natürlich im menschlichen Unterleibe. Aber dasjenige, was da im menschlichen Unterleibe vor sich geht, das muss eine polarisch entgegengesetzte Tätigkeit hervorrufen im Haupte des Menschen, im Nerven-Sinnessystem, wenn der Mensch gesund sein soll.

Rudolf Steiner [3]

Im Stoffwechsel-Gliedmassensystem findet man einerseits Stoffwechselprozesse: Aufbau, Umwandlung, Ausscheidung, die beim Gesunden im Unbewussten bleiben. Andererseits sind mit diesen Prozessen alle Bewegungsvorgänge verbunden, als Grundlage des Tätigseins in der Welt.

Die Polarität dazu zeigt sich im Nerven-Sinnessystem: wahrnehmende und ordnende Tätigkeit, kaum Stoffwechselvorgänge, geringe Durchblutung, dafür viel Formkraft, die den Leib gestaltet. Abbauprozesse herrschen vor und machen durch den Abbau Bewusstsein möglich. Alle Sinneseindrücke und Denkprozesse haben hier ihre Grundlage.

Das Rhythmische System mit Atmung und Puls schafft den Ausgleich zwischen den beiden polaren Tätigkeiten. Dabei kann man sich vorstellen, dass es wie ein Puffer wirkt, der die Wirkungen des Nerven-Sinnessystems und des Stoffwechsel-Gliedmassensystems auseinander hält. So kann keines in den Bereich des anderen hineinwirken – oder nur soweit es sich mit der Organisation des ganzen Menschen verträgt. Denn genau genommen finden wir alle drei Systeme an jedem Ort, in jeder Struktur des Leibes tätig.

Auch hier hat jeder Mensch sein ihm eigenes Gleichgewicht. Nicht immer ist das so schön ausgeglichen. Ist zum Beispiel das Rhythmische System im Verhältnis zu den Stoffwechselprozessen zu schwach, können diese in das Nerven-Sinnessystem heraufstrahlen, wo sie nicht hingehören; Kopfschmerzen sind die Folge.

Zusammenfassung der funktionellen Dreigliederung:

Nerven-Sinnesvorgänge	Rhythmische Funktionen	Stoffwechselvorgänge
formende und gestaltende Prozesse	Atmung / Kreislauf	aufbauende und auflösende Prozesse
abbauend und dabei Bewusstsein bildend	ausgleichend zwischen den Polen	im Unbewussten

Der individuelle Mensch
In all diesen unterschiedlichen Betrachtungen hat jeder Mensch ein ihm eigenes, unverwechselbares Gleichgewicht und eine zeitliche Organisation seiner Rhythmen. Der Mensch kann sich selber beobachten, wie er in verschiedenen Zeiten auf äussere oder innere Belastungen unterschiedlich reagiert, wie seine Rhythmen sich anpassen. Alles ist im Fluss.

Man kann das mit einer Wanderung oder einem Seiltanz vergleichen. Gehe ich auf einem breiten Weg, kann ich Hindernissen, Windstössen gut ausweichen, ohne dass mich das wesentlich beeinträchtigt. Ich finde immer wieder zur Mitte, zum Gleichgewicht zurück. Gehe ich auf einem schmalen Grat, sind meine Möglichkeiten eingeschränkt, so dass mich ein Windstoss umwerfen kann. Oder wenn wir das Bild des Bootes brauchen: Habe ich ein stabiles Schiff, die Segel gesetzt und bin in flotter Fahrt, kann ich mancher Welle, manchem Wind trotzen. Auf einem kleinen Boot ist es nicht so einfach, seinen Kurs zu halten. So kann man viele Bilder entwerfen, es ist spannend, das zu tun!

Und dabei taucht die Frage auf: Ist das alles vorgegeben? Oder kann ich selber etwas dazu beitragen, dass mein «Weg» breiter wird? Muss ich stets auf dem schmalen Seil balancieren?

Ich denke, an diese Fragen schliesst sich das grosse Gebiet der Gesundheitsförderung an, die bewusst gestaltete Lebensführung mit regelmässigen Momenten der Stille und Sammlung, unterstützt vielleicht durch äussere Hilfsmittel, Massagen und Bewegungsübungen. Die Eigenregulation der Lebensprozesse wird angeregt – ein kräftigeres Gleichgewicht kann entstehen.

Ein anderes Bild: Aus einem kleinen weissen Ei, festgeklebt an einem «Rüeblikraut», schlüpft eine kleine schwarze Raupe und beginnt sogleich zu fressen von dem frischen zarten Grün. Dann ein Innehalten – obwohl noch so viel da ist. In diesem Innehalten geschieht viel, denn plötzlich springt die Haut auf und eine etwas grössere Raupe kriecht heraus und beginnt wiederum zu fressen. Dann wieder ein Innehalten, eine Veränderung. Und noch einmal. Und dann etwas ganz Neues: Die Raupe, inzwischen farbig und ordentlich gross geworden, baut sich eine «Hängematte» und begibt sich für lange Zeit zur Ruhe.

Schliesslich an einem Morgen, wenn wir das Glück haben dabei zu sein, können wir es beobachten: Durch die Puppenhülle beginnt es farbig zu scheinen, dann – das Aufbrechen der Puppe. Schnell schlüpft der Schmetterling heraus, man kann den Eindruck haben fast hastig. Sobald er ganz draussen ist, hängt er sich an die Puppenhülle oder einen Halm und bleibt längere Zeit ruhig, die Flügel entfalten sich langsam, zeigen in herrlichen Farben ihr Bild. Und erst nach einiger Zeit, wenn die Flügel hart geworden sind, löst sich der Schwalbenschwanz und fliegt wie schwerelos davon …

Wir sehen diesen Rhythmus von Aktivität und (aktiver) Ruhe, das Wechselspiel von «Arbeit und Pause». Könnte man sich vorstellen, dass die Raupe einfach ununterbrochen weiter frisst, bis sie zum Schmetterling wird? – Wie ist das bei uns? Wie gestalten wir unsere Zeit?

In der Rhythmischen Massage ist der Wechsel von Spannung, Gestaltung und Lösung, das Loslassen in der Pause ein wesentliches Element.

Heilung

Rhythmus trägt Leben. Rhythmus ist der eigentliche Träger der Gesundheit. Dieser Ansatz für die Anregung der Heilungsprozesse ist die Grundlage der Rhythmischen Massage.

Heilung, Genesung kann nicht ohne den gegenteiligen Prozess betrachtet werden, das Krankwerden.

Kennen Sie Menschen, die über Jahre, Jahrzehnte hinweg immer im Gleichgewicht, Wohlbefinden, innerer und äusserer Harmonie leben? – Kennen Sie Menschen, die immer wieder ihr Gleichgewicht, ihr Wohlbefinden, ihre innere und äussere Harmonie neu suchen müssen? – Kennen Sie Menschen, die durch immer wieder ihnen entgegenstehende Hindernisse aufgerufen werden, ihre Kräfte zu stabilisieren, neue zu entwickeln, lieb gewordene Gewohnheiten zu ändern? – Menschen befinden sich auf ihrem Entwicklungsweg. Stillstand führt nicht weiter.

Ist der Mensch aus seinem Gleichgewicht geraten, in eine Krise oder in einen Krankheitsprozess gekommen, sucht er danach, wieder zurückzufinden. Der erste Schritt ist wohl: zu akzeptieren, dass es so ist, den Krankheitsprozess anzunehmen, ihn zu verstehen und seinen Sinn zu suchen. Aus dieser Haltung heraus wächst der eigene Wille zu Veränderungen. Das ist entscheidend für die Heilung. Meist braucht es dabei auch äussere Hilfe, sei das durch den Arztbesuch, Medikamente oder andere Therapien. Im Heilungsprozess wird versucht, das gestörte Gleichgewicht wieder herzustellen.

In der Rhythmischen Massage bedeutet Heilung: die alles durchdringende Wärmeorganisation anzuregen, was fest geworden ist, wieder ins Fliessen zu bringen, damit Ich und Seele den Leib wieder richtig ergreifen und regulieren können. Sie geht über die reine Symptombekämpfung hinaus und versucht, die Heilungsprozesse zu unterstützen, dem Kranken zu grösstmöglichem Wohlbefinden zu verhelfen.

Die Eigenaktivität des Erkrankten ist dabei ein wesentlicher Faktor: sei es zum Beispiel durch aktive Bewegung, sei es durch das Bestreben in Übereinstimmung mit der Umgebung, in Harmonie mit anderen Menschen zu leben. Negative Gedankengänge haben einen unmittelbaren Einfluss auf das körperliche Befinden. Durch einen «persönlichen Weg» können wir lernen, mit unserem Leben besser zu Recht zu kommen. Denn bei vielen Krankheiten und Leiden ist es so, dass wir lernen müssen, mit ihnen zu leben.

Ein Vergleich mit dem Marionettenspiel zeigt etwas vom Leben: Das Spiel ist das Leben, die Bühne zeigt die Gegebenheiten der Umgebung, in denen das Leben stattfindet. Die Marionetten, an Fäden bewegt, sind Menschen unter Menschen. Alles nimmt seinen Gang bis der Spielfluss gestört wird und die Marionette sich nicht stimmig zum Ganzen bewegt.

Die Bewegung der Marionette kann auf drei Arten gestört sein:
- durch ein mechanisches Problem,
- durch die Verbindung, die Beziehung der Puppe zum Fadenkreuz,
- oder der Puppenspieler ist beim Führen der Puppe beeinträchtigt.

Drei verschiedene Störungsursachen, obwohl in der Erscheinung gleich, verlangen entsprechend angepasste Veränderungen.

Bei einem mechanischen Problem kann der Marionettenspieler hinter der Bühne zum Beispiel eine Schraube anziehen, die Stellung der Glieder zueinander korrigieren oder das Leder ersetzen. Die Mechanik der verschiedenen Puppen ist ähnlich. Der Marionettenspieler muss ihre mechanischen Gesetzmässigkeiten kennen.

Bei einer gestörten Verbindung muss der Marionettenspieler die Fäden kontrollieren und korrigieren. Wo führen sie durch? Sind sie zu schwach geworden, verknotet? Werden die Kräfte und Impulse richtig übertragen?

Wenn die Person, die die Puppe führt, Probleme hat, braucht es wiederum ganz andere Veränderungen. Vielleicht muss der Marionettenspieler mit seiner Aufmerksamkeit mehr bei der Puppe sein. Vielleicht braucht er mehr Übung, das Fadenkreuz zu führen oder neue Ideen.

Bei der therapeutischen Aufgabe des Heilens ist man vor allem auf den Leib bezogen, geht jedoch nicht nur von ihm aus. Welche Kräfte haben ihn gebildet und bilden weiter an ihm? Wie kann ich ihn als Ausdruck der ganz individuellen Persönlichkeit erfassen?

Für den Wandlungsimpuls gibt es zwei Vorgehensweisen:
- den direkten Ort der Störung und des Problems suchen und die Ursache ergründen.
  Das führt zu einer problembezogenen Behandlung.
- oder zu fragen: Was «erzählt» uns das Phänomen der Störung von der Leiblichkeit und dem Menschen? Wo sind seine Ressourcen, seine Stärken zum Wandel zu finden?
  Wir unterstützen dann seine Kräfteorganisation so, dass der Patient sich selbst wandeln kann.

So gibt es ein direktes und ein indirektes Vorgehen, wir sind problem- oder ressourcenorientiert – beides kann richtig sein und sich gegenseitig ergänzen. Wichtig ist, dass die Ziele des Patienten und des Therapeuten die gleichen sind. Dazu braucht es eine Art Therapievereinbarung, ein konkretes Heilungsziel, das Therapeut und Patient gemeinsam zu erreichen versuchen.

Besonderheiten der Rhythmischen Massage

Die vorbereitenden Gedanken zu den drei Begriffen «Berührung, Rhythmus, Heilung» führen zu den besonderen Qualitäten der Rhythmischen Massage: Die Berührungsqualität basiert auf den geschulten professionellen Fähigkeiten der wahrnehmend behandelnden oder behandelnd wahrnehmenden Therapeuten. Die Therapeuten üben, die Massagetechnik sauber auszuführen und schulen sich zusätzlich in der Menschenerkenntnis. Aus der anthroposophischen Menschenerkenntnis und aus dem Befund heraus ist es bei jeder Behandlung das Ziel, den individuellen Menschen in seinem tiefsten Wesenskern zu berühren und heilende Impulse zu setzen. Die Therapeuten bilden in sich ein Bild der Krankheit und des Befundes dieses individuellen Patienten. Sie begreifen im Gewebe den ganzen Menschen, der mit seinem Wesensgliedergefüge und dessen Zusammenspiel, der Regulation, jeden Ort differenziert gestaltet in der Wärme, Spannung, Fülle und Dichte. Die Hände tun etwas und «lauschen» auf die Antworten, die der andere über sein Gewebe gibt. Das Gewebe drückt etwas aus, und die Hand geht darauf ein. Es ist eine gleichzeitige Tätigkeit der Hände: Während der Behandlung nehmen die Therapeuten die Veränderungen beim Patienten wahr und passen die Behandlung laufend an. In diesem stillen, nonverbalen Gespräch sind Patient und Therapeut gleichermassen beteiligt und führen zur Qualität des Rhythmus. Der Patient erlebt sich in der Berührung anerkannt und verstanden und erhält auch Impulse, sich zu verändern. Er behält den Freiraum, sich zu ändern oder nicht. Die Veränderungsimpulse dienen der Entwicklung des Patienten. Sie wirken aber nur, wenn er sie selbst in seinem Organismus als förderlich erlebt, wahr- und aufnimmt.

Jeder Massagegriff gestaltet die Gesetzmässigkeiten des lebendigen Organismus nach. Bei jedem Griff wird ein Sog bewirkt, der die Schwere überwindet und in die Leichte führt. Druck nach innen wird dabei vermieden. Der Patient erlebt seinen Innenraum als geweitet. Seine Leichte- und Auftriebskräfte sind dadurch in ihm angesprochen. Mit einem guten, warmen Kontakt der Hand und der einfühlsamen Bewegungsführung lässt sich die

Gewebeflüssigkeit in Bewegung bringen. Die sorgsame Bewegungsführung in den drei Raumesrichtungen aktiviert sanft das Bewusstsein am Ort.

Zusätzlich zu den bekannten Grundgriffen der klassischen Massage lässt sich das Gewebe durch verschiedene Formen der Lemniskate und durch Kreise beleben, die in ihren Phasen verschoben sind. Beides sind Streichungen, die in besonderer Form in sich rhythmisch geführt werden und den stetigen Wandel gestalten – ähnlich wie die Venus ihre Schleifen am Himmel zieht. Nur wenn sie ruhig und aufmerksam durchgeführt werden, ermöglicht das die richtige Stille zum Wirken und Wahrnehmen.

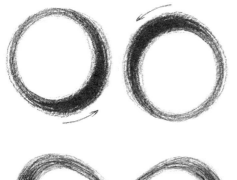

In der gleichen Richtung drehende Kreise, die in ihren Phasen verschoben sind und sich aufeinander zu bewegen mit einem Maximum an Intensität bei der Begegnung.

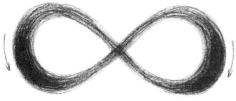

Betonung in der Peripherie und verbinden.

Die rhythmische Griff- und Behandlungsgestaltung, geführt und dosiert, zeigt verschiedene Wirkungen: Sie belebt, gestaltet, beruhigt und passt sich ganz individuell an. In jedem Moment wird sie korrigiert und nach Gewebe und Befund dosiert. Das wiederholt sich ständig und vollzieht sich immer von neuem, ein wenig anders und angepasst. Der Rhythmus wirkt auf die individuelle Regulation mit seinem lebendigen Prinzip: «Polarität und Ausgleich in stetiger Erneuerung mit elastischer Anpassung».

Werden und Vergehen, Einatmen und Ausatmen, Berühren und Lösen – diese polaren Erscheinungen werden durch den Rhythmus als einem verbindenden Dritten in Ausgleich gebracht. Das Ausgleich-Schaffende ist ein bewegtes, lebendiges Prinzip, das in jedem Menschen wirkt. Jeder Massagegriff versucht im Gewebe mit kreisenden Bewegungen dieses lebendige Prinzip anzusprechen durch Binden, Lösen und dem Geschehen-Lassen. Es lässt sich wie ein Schwungrad anschwingen, aber es braucht seine Zeit, um dann eigenständig weiterzuschwingen in seinem ihm eigenen Rhythmus. Dieses lebendige, aktive Prinzip zeigt seine Wirkung zum Beispiel beim Wendepunkt vom Krank- zum Gesundwerden, an der vertieften Atmung, an warmen Füssen, obwohl sie gar nicht massiert worden sind oder am wieder Durchschlafen-Können. Das Gesundwerden beruht darauf, dieses Geschehen stetig zu erneuern.

So wird Heilen zum Anregen eines individuellen Prozesses, es ist ein Geschehen-Lassen, ein Entwickeln, das zu einem neuen Gleichgewicht im ganzen Menschen führt. Das Ziel der Therapie ist nicht, die Krankheit wegzuschaffen, sondern den Patienten in seinen Selbstheilungskräften zu unterstützen, um die Krankheit durchzumachen und sein Gleichgewicht wiederzufinden. Dadurch, dass er die Krankheit überwindet, geht der Patient gestärkt aus dem Prozess der Heilung hervor. Die eigenen Kräfte wachsen, und er kann seine Schicksalsaufgabe erfüllen oder erkennen.

Zusammenfassend ist das Ziel der Rhythmischen Massage:

> **Den Menschen individuell auf seinem Entwicklungsweg zu unterstützen, seine Heilungskräfte anzuregen, Einseitigkeiten im Organismus auszugleichen und seine Funktionen wieder in eine harmonische Beziehung zueinander zu bringen. Im Besonderen: das Rhythmische System anzuregen und zu harmonisieren, da im Atem-/Kreislaufgeschehen der Ausgangspunkt vieler Heilungsprozesse liegt.**

Wirkungen

Eine Patientin schildert: «Ich spüre meinen Kopf wieder am rechten Ort. Ich fühle mich aufrechter. Eigentlich ist das Wichtigste im Seelischen passiert. Ich habe immer gemeint, ich sei aufrecht, aber jetzt ist es anders. In einem Gespräch tauchen Erinnerungen auf, bei der Massage habe ich Ähnliches erlebt. Wenn Sie bestimmte Punkte berühren, kommen Erinnerungen.»

Die Wirkungen sind sowohl örtlich, da wo berührt wird, als auch ganzheitlich und zeigen sich oft seelisch. Jeder Ort ist ein Teil des Ganzen und die Berührung an einem Ort wirkt auch immer auf das Ganze. Das Ziel und das innere Bild bestimmen die Gewichtung.

Wir können folgende Massagewirkungen beschreiben:
- allgemeine Erwärmung des Leibes
- Vertiefung und Beruhigung der Atmung

- örtliche Wirkung auf die Haut und das Bindegewebe:
  Die Durchblutung und der Stoffwechsel in Haut und Bindegewebe werden angeregt.
- Wirkung auf die Muskulatur:
  Die Spannungen (Hypertonus) werden durch weiche, erwärmende Griffe gelöst. Die Unterspannungen (Hypotonus) werden mit gleichen, aber kräftigeren Griffen angeregt.
- Wirkung auf die Blut- und Lymphbahnen:
  Der Blut- und Lymphstrom (Gewebeflüssigkeit) wird angeregt und die Peripherie gestärkt durch Ausstreichungen und Knetungen.
- Wirkung auf die sensorische und vegetative Regulation:
  Die Reizleitung wird sensibilisiert und harmonisiert. Die parasympathische Ansprache überwiegt und entspannt. Schmerzen können abgeleitet werden.
- Wirkung auf den Stoffwechsel:
  Der gesamte Stoffwechsel kann sowohl aufbauend über Armbehandlungen, als auch abbauend und Ausscheidung fördernd über Bein- und Hüftbehandlungen beeinflusst werden.
- Wirkung auf die inneren Organe:
  Der Mensch ist ein Ganzes, was von aussen an ihn herangebracht wird, wirkt nach innen, eine «Antwort» gebend. Die inneren Organe werden in ihren speziellen Aufgaben gestärkt.
- Wirkung auf die Psyche:
  Jede ernsthafte Körperarbeit wirkt auf die Psyche und kann seelische Reaktionen auslösen.

Das Erlebnis der Zuwendung, das «Behandeltwerden», trägt viel zum Heilungsprozess bei, wie wir im Kapitel **Berührung** gesehen haben.

So wirken die differenziert angewandten Griffqualitäten der Rhythmischen Massage unter anderem aufbauend, belebend, beruhigend, formend, entstauend und vor allem durchwärmend. Da die Behandlung individuell angepasst und ohne Druck dosiert wird, unterstützt diese Massage die Heilungsprozesse.

Beschreibung der Wirkungen aus dem Verständnis der Dreigliederung
Die Gesichtspunkte, die sich aus der Wesensgliedererkenntnis des Menschen ergeben, bilden die menschenkundlichen Grundlagen der Rhythmischen Massage. Es gilt zu verstehen, wie die Wesensglieder in den drei grossen Funktionsgebieten des Nerven-Sinnessystems, des Rhythmischen Systems und des Stoffwechsel-Gliedmassensystems verschiedenartig zusammenspielen.

Das Rhythmische System bildet das gesunde Gleichgewicht zwischen den abbauenden Nerven-Sinnesprozessen und den aufbauenden Stoffwechselprozessen – es ist somit die Grundlage der Gesundheit im ganzen funktionellen Gebiet. Die Atmung und der pulsierende Kreislauf sind das Resultat eines rhythmischen Zusammenspiels der höheren Wesensglieder des Menschen mit den niederen: eines tieferen Eintauchens des Seelenleibes, der im Luftorganismus verankert ist, in den Lebensleib, der die Flüssigkeiten belebend durchzieht – im Sinne eines Bindens und Lösens des Seelenleibes. Die Rhythmische Massage wirkt zunächst stärkend auf das ganze Rhythmische System, in welchem die Selbstheilungskräfte verborgen sind, wenn es aus eigener Kraft gelingt, Unregelmässigkeiten wieder zur Harmonie zu bringen.

Beispiel einer Behandlung einer Patientin mit Rückenbeschwerden:
Eine 60-jährige Hotelfachfrau, Mutter von zwei erwachsenen Kindern führt mit ihrem Mann den Betrieb schon viele Jahre. Nun klagt sie über Rückenbeschwerden, die langsam begonnen haben und in Belastungssituationen immer schlimmer werden, zum Beispiel bei Stress, was sie sonst von sich nicht kennt. Ihre Beweglichkeit und Gelenkigkeit ist deutlich eingeschränkt, die Schmerzen wechseln in der Intensität, aber treten immer wieder am gleichen Ort auf: grossflächig im Kreuz- und Beckenbereich. Sie schildert deutlich ihre Überbelastung besonders durch die vielen verschiedenen, wechselnden Anforderungen, die von aussen per Telefon, E-Mail und im direkten Gästekontakt auf sie zukommen. Sie findet nicht genug Ruhe in ihrem Alltag und kann die Aufgaben nicht mehr so handhaben wie all die Jahre. Sie erwartet aber von sich selber, auch den vermehrten Anforderungen gerecht zu werden. So kommt sie aus dem Druck und Stress selber nicht heraus. Die Rückenschmerzen kann sie jetzt gar nicht brauchen. Sie ist gezwungen sich zwischendurch hinzulegen oder spazieren zu gehen, dann werden die Rückenschmerzen besser, aber die Arbeit bleibt liegen.

Diese Patientin ist deutlich aus ihrem Rhythmus herausgefallen. Ihr Leben ist atemlos geworden. Ihr fehlt das Kräfte-Gleichgewicht. Die Reize auf das Nerven-Sinnessystem und der innere Stress sind zu hoch. Sie kann diese nicht mehr verarbeiten und die innere Ruhe und Ausgewogenheit nicht finden, schläft auch immer weniger gut. Der Aufbau im Stoffwechsel, die Ruhe und Kraft fehlen ihr, um sich und ihre Aufgaben zu ordnen.

Diese Patientin habe ich an Rücken, Armen und Bauch im Wechsel behandelt. Die Griffqualität war aufbauend, beruhigend und durchwärmend. Sofort nach der ersten Behandlung konnte sie durchschlafen und fühlte sich so leicht und beweglich, wie schon lange nicht mehr. Diese

Erleichterung hielt nur einen Tag, aber gab der Patientin das deutliche Gefühl: Mein Leib kann sich wieder ändern, so dass mir wohl ist. Es brauchte weitere fünf Behandlungen mit wechselnden Resultaten, bis sie wohl blieb und selbst das Kräfte-Gleichgewicht finden und halten konnte. Ausserdem setzte sie einige Anregungen zur eigenen Hygiene um. Sie begann gleichzeitig, sich besser abzugrenzen, sich eigene Pausen einzuteilen und regelmässig Spaziergänge zu machen. Besondere Belastungen bringen sie immer wieder aus dem Gleichgewicht, dann treten die Rückenschmerzen wieder auf, aber nicht so stark. Sie hat nun gelernt, diese als Zeichen zu akzeptieren. Sie sucht immer wieder neu ihr eigenes Gleichgewicht zwischen den abbauenden Sinnes- und Nervenreizen und ihrem altersgemäss schwächeren Stoffwechsel- und Bewegungskräften. Sie hat erfahren, dass sie diese pflegen und unterstützen muss, bevor sie ausgebrannt ist. Anstoss und Hilfe für diese Änderungen der Lebensgestaltung waren die Rückenschmerzen. Die Rhythmische Massage hat in der Frau die notwendige Stärkung des Kräftehaushaltes bewirkt und somit die Regulation des vegetativen Nervensystem und des Schlafes gebracht.

Beschreibung der Wirkungen aus dem Verständnis der Wesensglieder
Die Qualität der Griffe der Rhythmischen Massage ist vorwiegend auf die Saugwirkung ausgerichtet, um auf die Lebensvorgänge im Flüssigen zu wirken. Hier ist vor allem der Äther- oder Lebensleib tätig. In den Flüssigkeiten wirkt Auftriebskraft und diese wird durch die saugenden Griffe angeregt. Unser Lebensgefühl bestätigt diese Wirkung nach der Behandlung.

Druck erzeugt erhöhtes Bewusstsein und Abbau. Diese Wirkung wird dann benötigt, wenn die Stoffwechselvorgänge überhand nehmen und man den Abbau oder die Ausscheidung anregen muss.

Der Astral- oder Seelenleib ist die Ursache der Erkrankung, wenn er zu tief oder zu locker eingegliedert ist – im ganzen Körper oder einzelnen Teilen. Eine sachgemässe Behandlung im Sinne dieses Bindens und Lösens kann daher wesentlich zur Heilung beitragen und ist ein wirksames Mittel der Reaktivierung seelischer wie körperlicher Energien.

Beispiel einer Behandlung einer Patientin mit Knieschmerzen nach einem Sturz:
Eine 74-jährige Hausfrau ist vor einem Monat gestürzt und hat nun unbestimmte Knieschmerzen. Sie ist eine seelisch aktive Frau mit einem kräftigen Körper, mit leichten Stauungen. Ihr Kreislauf braucht medikamentöse Unterstützung. Öfters leidet sie an Rückenschmerzen. Die Patientin beschreibt den Schmerz im Knie als Druck, der sich wie ein Band um das Knie herum legt, wie wenn es keinen Platz hätte. Nach

dem Sturz schmerzte erst nur das rechte Knie, nun nach einem Monat spüre sie auch das linke Knie gleich schmerzhaft. Sie hat sich geschont, eingerieben und leichte Bewegungen gemacht, aber es wollte nicht bessern.

Ich habe die Patientin anfangs zwei- dann einmal pro Woche mit Rhythmischer Massage behandelt. Sie ist jeden Tag etwas spazieren gegangen und hat ihr wöchentliches Schwimmen wieder aufgenommen. Ich habe ihr im Sitzen den Rücken so massiert, dass die Ausatmung gestärkt und das Gewebe und die Flüssigkeiten am Rücken fein belebt werden. Sie hat den Rücken anschliessend als geweitet erlebt und sagte, sie habe jetzt wieder Platz in sich. In Rückenlage habe ich den Flüssigkeitsstrom an den Oberschenkeln fein saugend zum Fliessen und zur Ausscheidung angeregt. Den Abschluss bildete eine örtliche leichte Kniebehandlung mit lösenden Griffen an den Muskelansätzen und in der Kniekehle, gefolgt von zusammenfassenden Kreisen über dem Knie. Nach der Nachruhe schilderte die Patientin, dass sie sich leichter fühle, freier gehen könne und in den Knien keinen Schmerz mehr spüre.

Nach den ersten Behandlungen kam der Schmerz nach etwa 2–3 Tagen zurück. Nun, nach zehn Behandlungen, geht es der Patientin insgesamt gut. Wenn der Schmerz doch wieder auftritt, kann sie sich mit spazieren gehen oder hochlegen der Beine selber helfen. Dann lässt der Schmerz wieder nach und der Stau im Flüssigkeitsstrom und in den Stoffwechselvorgängen reguliert sich selber. Die Patientin kann den Alltag wieder ihrem Alter entsprechend gestalten.

Im letzten Kapitel haben wir gesehen, wie jedes Wesensglied durch das ihm verwandte Element wirkt:
- das geistige Prinzip, das allem übergeordnet ist und die Harmonie herstellen kann, durch die Wärme;
- das astralisch-seelische Prinzip durch die Luft;
- das ätherische Lebensprinzip durch das Wasser.

Die menschliche Hand kann die Bewegungsformen der Elemente nachahmen, «warm», «luftig» oder «flüssig» arbeiten. Sie kann die Griffqualitäten dadurch so gestalten, dass die Wesensglieder der Patienten dem äusseren Tun der Therapeuten mit innerer Aktivität antworten können. Die Bewegungen werden ganz dem Körper angepasst, sie nehmen Bezug und Rücksicht auf das individuelle Gewebe. Ein zentraler Gesichtspunkt ist die belebende Wirkung der Massage, deshalb werden rein mechanisch-technische Bewegungen vermieden. Sie würden das Körpergeschehen dem Leben entfremden und in das rein physisch-leblose Gebiet ziehen.

Beispiel einer Behandlung einer Patientin mit Brustkrebs nach Operation und anschliessender Bestrahlung:
Die Patientin schilderte, dass sie an all den Traumen leidet, die in so kurzer Zeit geschehen sind: Diagnose Krebs, Operation und Bestrahlung. Sie selber sei ganz erschöpft und mitgenommen, aber sie wolle sich nicht unterkriegen lassen. Sie lässt den Kopf nicht hängen, aber ihre Stimmungen wechseln von «himmelhochjauchzend» bis «zu Tode betrübt», wenn sie keine Besserungschancen sehen kann. Als Mutter von zwei Schulkindern war sie vorher in Teilzeit berufstätig und wünscht sich, diese Tätigkeit bald wieder aufnehmen zu können. Die Narbe und das bestrahlte Hautgebiet spannen, jucken und schränken ihre Armbeweglichkeit ein. Es hatte sich ein Lymphödem gebildet.

Ich setzte mir zum Ziel, dieses isolierte, verdichtete Gewebe wieder in den gesunden Lebenszusammenhang einzugliedern – durch feine Wärmebildung und Durchatmung des Gewebes die Passivität in Aktivität zu verwandeln. Die massierende Hand versuchte dem Gewebe zu zeigen und anzuregen, was dem Organismus nicht mehr alleine möglich war. Zur Vorbereitung behandelte ich am Rücken und nicht gleich im betroffenen Gebiet. Für die Behandlung ist nicht nur der Ort der Erkrankung massgebend, da der menschliche Organismus in mannigfaltiger Beziehung steht. Hier, dem Krankheitsgebiet fern, standen noch mehr Lebens- und Bildekräfte zu Verfügung, über die eine schonende, ableitende, saugende Fernwirkung auf das bestrahlte Gebiet bewirkt und der gesamte Organismus angeregt werden konnte. Auch das Lymphödem am Arm reagierte nach dieser mehrmaligen Vorbereitung mit einem Fliessen der Lymphflüssigkeit, so dass ich mit feinsten kreisenden Griffen die Lymphströme über den Rumpf ableiten konnte. So war es für die Patientin nötig, über das Berührtwerden die Aktivität des Nerven-Sinnessystems wieder zu erleben im «sich Spüren und Wahrnemen» – um wieder selbst ordnend und regulierend über die Wärme eingreifen zu können. Gleichzeitig vertiefte sich der Atem, und die Patientin wurde seelisch wieder ausgeglichener. Die Behandlung erstreckte sich über mehrere Wochen, regte die Regeneration des bestrahlten Gewebes, den Lymphfluss und die gesamte Kräftesituation an. Sie stellte auch das seelische Gleichgewicht wieder her.

Behandlungsdurchführung

Eine Patientin hat früher schon einmal die Rhythmische Massage erlebt und erinnert sich, dass es ihr wie Zeichnen auf dem Rücken vorgekommen sei.

Nun kam sie zu weiteren Behandlungen und schilderte nach dem ersten Mal, wie ihr die Grifffolgen bekannt vorgekommen seien. Ob es so etwas wie einen festen Ablauf gebe? Aber sie habe diesmal etwas wie ein «Wasserströmen» gespürt, und das habe sie an Schwungschalen zur Wasserbelebung erinnert. Und jetzt fühle sie sich viel aufrechter, fester auf dem Boden stehend.

Manchmal stellen neue Patienten Fragen wie: «Ich habe noch nie eine Rhythmische Massage erlebt, wird diese mit Musik ausgeführt oder dazu gesungen und getrommelt?»

Nein, die Bezeichnung **Rhythmische Massage** ist ein Hinweis auf die bewusst rhythmische Arbeit der Hände der Masseurin oder des Masseurs. Andererseits weist der Begriff hin auf die Anregung des Rhythmischen Systems der Patienten, welches als Ausgangsbasis der Heilungsprozesse angesehen wird.

Die Hände arbeiten bei jedem Griff und bei jeder Berührung rhythmisch am Patienten. Das heisst, in jedem Griff finden wir verschiedene Qualitäten, die immer wieder aufeinander folgen: Es beginnt mit «eintauchen», «verdichten» und «gestalten», «herauslösen», dann folgt erneut «eintauchen». Dieses Binden und Lösen ist ein wesentlicher Teil der Rhythmischen Massage.

Der Rhythmus muss als ausgleichender Prozess dazwischen liegen.
Margarethe Hauschka

In der klassischen Massage kennen wir fünf Grundgriffe:

Die **Effleurage** ist eine **Streichung.** Streichungen wirken beruhigend und wärmen die betreffenden Hautpartien auf. Darüber hinaus wird das Massageöl auf dem Körper verteilt. Streichungen sind vor allem für den Anfang und das Ende einer Massage geeignet. Bei der Rhythmischen Massage wird leicht und warm über den Rücken gestrichen und dabei eine Richtung gegeben. Die Streichungen sind atmende Bewegungen an der Oberfläche, mit vielfältigen Formen und Dynamiken.

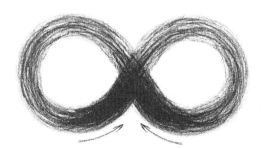

Steigernde Intensität zur Begegnung in der Mitte.

Die **Petrissage,** die **Knetung:** Dabei werden Haut und Muskeln zwischen Daumen, Zeige- und Mittelfinger gefasst und geknetet. Knetungen werden vor allem verwendet, um Verspannungen zu lösen. Sie wirken auf die Muskulatur und das Unterhautbindegewebe. Die Durchblutung wird gefördert. In der Rhythmischen Massage wird das Gewebe mit den Händen «angesaugt», dabei nicht in das Gewebe hineingedrückt, sondern in kreisenden Schleifenbewegungen und rhythmisch wiederkehrenden Impulsen gelöst.

Das **Walken** geht aus dem Kneten mit beiden Händen hervor. Dabei tauchen wir mit beiden Händen sanft in das Gewebe ein und verdichten es, dann wird es mit Kreisspannung wieder losgelassen. Es ist luftiger als normales Kneten, der «Muskelbauch» wird saugend geweitet und harmonisch wieder zur Ruhe geführt.

Bei der **Friktion** oder **Zirkelung** streicht der Masseur mit den Fingerspitzen, den Handkanten oder -ballen, oder mit der Faust kreisend über die Haut, mit zu- und abnehmendem Druck. Dadurch wird die Durchblutung gefördert und die Muskulatur gelockert. Die Rhythmische Massage kennt auch Friktionen – kleine wirbelartige Bewegungen. Sie erzeugen stärkeres, punktuelles Bewusstsein an besonders ausgesuchten Stellen, wobei mit kleinen spiraligen Bewegungen in die Tiefe gewirkt wird. Diese Art der Bewegung kann man sich wie das Wasser in einem Trichter vorstellen.

Die **Tapotements,** das **Klopfen** mit den Fingerspitzen, den Handkanten oder Handflächen belebt und reguliert den Tonus der Haut. Mit den Klopfungen können breite Flächen belebt und ins Schwingen gebracht werden, was in der Rhythmischen Massage allerdings seltener angewendet wird.

Die **Vibration** oder das **Schütteln** wird vor allem bei elektrisch betriebenen Vibrationsmassagegeräten verwendet. Die Vibrationen wirken muskelentkrampfend und -lockernd und fördern auch die psychische Entspannung.

In allen diesen Griffen lebt das rhythmische Element. Das Drücken, Verreiben, Verwinden der Gewebe – wie es die klassische Massage kennt – wird durch weiche, fliessende, saugende Griffe ergänzt, die von der Tiefe zur Peripherie hin lösen. Die Form der Griffe, mit den vielfältigen Variationen und den lebendigen Kreisgestaltungen, ist ganz dem Wässrigen angepasst und abgelesen.

Die Hand ist ein Abbild des ganzen Menschen. Sie hat Fläche und Punkt, Handteller und Fingerspitzen, welche in ihrer Polarität dem punktuell differenzierten Nerven-Sinnessystem und dem in ätherischer Fläche wirkenden Stoffwechselsystem entsprechen. Sie ermöglicht sehr differenziert zu arbeiten, je nachdem, was man anregen will, um das Gleichgewicht der beiden Pole wiederherstellen zu helfen.

Die einzelnen Teile des menschlichen Organismus stehen mannigfaltig miteinander in Beziehung. Für die Frage, wo behandelt werden soll, ist deshalb nicht nur der Ort der Erkrankung massgebend. Ein unrechtmässiger Überschuss von astralischer Tätigkeit, welcher Krampf, Schmerz oder Entzündung an einer Stelle hervorruft, kann durch die Behandlung der polaren Körpergegend abgeleitet werden. Die Rhythmische Massage ist immer eine Ganzheitsbehandlung, die ein verschobenes Kräftespiel zum Gleichgewicht zurückbringen will.

Bei allen Vorgängen, die heilend wirken sollen, wird der Pflege des Wärmeorganismus eine besondere Beachtung gewidmet, da das individuelle geistige Prinzip, das Ich, in der Wärme beteiligt sein muss.

Jede Rhythmische Massage erhält eine in sich geschlossene Gestaltung, wie ein Musikstück mit verschiedenen Sätzen. Es gibt gewisse Grundformen, zum Beispiel Armmassage im Sitzen, Beinmassage von vorne in Rückenlage, Hüftbehandlung in Seitenlage und Rückenbehandlung in Bauchlage oder auch die Schulter-Nackenableitung im Sitzen. Innerhalb einer Behandlung wird nicht der ganze Körper massiert, trotzdem ist der ganze Mensch angesprochen. Anfänger halten sich an die Grundformen und beachten mehr die unterschiedlichen Qualitäten. Für Fortgeschrittenen sind die vielfältigsten Variationen möglich, indem sie die Massageelemente dem Patienten frei anpassen. Die behutsamen, fliessenden Bewegungen stehen durch die ganze Behandlung in einem Zusammenklang, die Gestaltung der Behandlung kann mit einem Kunstwerk verglichen werden.

Der rechte Griff am rechten Ort zur rechten Zeit mit rechtem Mass.

Margarethe Hauschka

Die **Organeinreibungen** nehmen innerhalb der Rhythmischen Massage eine besondere Stellung ein. Es sind rhythmisch gestaltete Einreibungen über einem Organ (Leber, Milz, Niere, Blase, Herz). Sie führen zu einem bewussteren Wahrnehmen der Gegend des Organs, regen es leise zur besseren Durchwärmung und Funktion an. Diese Einreibungen sind kurz und werden konzentriert, rhythmisch ausgeführt. Es ist, wie wenn das Organ in der Tiefe mitklingen, antworten würde. Die Organeinreibungen haben ein sehr grosses Indikationsfeld, da bei fast allen Erkrankungen Organe mitbeteiligt sind.

Bei der Rhythmischen Massage werden naturreine Öle verwendet, die jeweils auf das entsprechende Krankheitsbild abgestimmt sind. Für Organeinreibungen werden, dem Organ entsprechend, Metallsalben ausgewählt.

Die Rhythmische Massage wird als Einzeltherapie durchgeführt. Die Behandlungszeit wird den individuellen Erfordernissen von Patient und Krankheitsbild angepasst, eine Nachruhezeit schliesst sich an. In der Regel wird über mehrere Wochen behandelt (neun bis zwölf Mal).

> Alles, was mit Heilen zusammenhängt, steht dem Künstlerischen viel näher als der Technik. Und doch muss jeder Kunst eine saubere Technik zugrunde liegen.
>
> Margarethe Hauschka

Anwendungsbereiche

Die Rhythmische Massage wird ärztlich verordnet bei Erkrankungen des Bewegungssystems, verschiedenen inneren Leiden, nach Operationen und bei psychischen Erkrankungen. Anthroposophische Gesichtspunkte zum Krankheitsprozess führen zu speziellen Verordnungen.

Patientinnen und Patienten kommen auch aus eigener Initiative oder in Absprache mit dem Arzt zur Behandlung mit Rhythmischer Massage, sei es, um ihre Gesundheit zu fördern, sich in anstrengenden Zeiten zu regenerieren, ihre Lebensqualität zu erhalten oder zu verbessern.

Margarethe Hauschka sagte: «Die Massage hat eine grosse Zukunftsaufgabe, die im Keim in der Rhythmischen Massage vorhanden ist.»

Indikationen
- Erkrankungen des Bewegungsorganismus
- Unfallfolgen
- Zivilisationskrankheiten
- Schlafstörungen, Ernährungsschwächen, Herz-Kreislaufstörungen
- verschiedene medizinische und psychische Erkrankungen
- Unterstützung in Heilpädagogik und Sozialtherapie

Kontraindikationen
- Entzündungen durch pathogene Keime
- fieberhafte Erkrankungen
- Hauterkrankungen: Ekzeme, Furunkel, Pilze
- im Bereich von Verbrennungen, offenen Wunden
- erste Tage der Menstruation
- Schwangerschaft vor dem vierten Monat

Eingliederung in die Anthroposophische Medizin

Durch ihre Entstehungsgeschichte war die Rhythmische Massage von Anfang an ein Bestandteil der Anthroposophischen Medizin. Heute wird die Zusammenarbeit mit der Medizinischen Sektion am Goetheanum und den Ärztegruppierungen in verschiedenen Ländern gepflegt.

Bewegung ist ein Mittel, damit die Seele sich im Leibe wohl fühlen kann. Eine aktive Bewegung, die auf denselben menschenkundlich-medizinischen Grundlagen fusst wie die Rhythmische Massage, ist die Heileurythmie. In ihr bewegt sich der ganze Mensch. Bei der Rhythmischen Massage werden Gewebe und Flüssigkeiten bewegt. Es ist das Ziel, solche Bewegungen am Körper auszuführen, die der Persönlichkeit Wege ebnen, auf denen ihre höheren Wesensglieder neu orientiert, aktiv in den kranken Organismus eingreifen – und ihr soweit als möglich die Herrschaft über den Organismus zurückgeben.

Man kann sagen, dass die Rhythmische Massage zu den regelmässig verordneten Therapien in einer anthroposophischen Arztpraxis gehört.

Wir zählen folgende Therapieformen zur Anthroposophischen Medizin:

- **Heileurythmie**
- **Kunsttherapien: Musiktherapie, Therapeutische Sprachgestaltung, Therapeutisches Malen und Plastizieren**
- **Rhythmische Massage**

Durch die Betrachtung von Körper, Seele und Geist kommt ein ganzheitlicher Aspekt in die Anthroposophische Medizin, der versucht, Zusammenhänge des Menschen und seiner Krankheit zu verstehen.

Zusammenfassung

Wenn ich am Schluss all dieses Wissen, die Grundlagen oder Hintergründe wieder wegdenke, was bleibt dann noch von der Rhythmischen Massage?

Aus der Sicht des Patienten – für sein Erleben der Rhythmischen Massage und deren Wirkung – ist das Wissen darüber nicht notwendig.

Für den Therapeuten ist es Arbeitsmaterial, mit dem er sich über lange Zeit auseinandersetzen kann, um zu einem immer tieferen Verständnis zu kommen.

Mein Dank für wertvolle Tipps und tatkräftige Mithilfe beim Verfassen dieses Textes geht insbesondere an Liliane Ammann Albertin, Präsidentin des Schweizer Verbandes für Rhythmische Massage, und an Unda Niedermann, Mitglied des Leitungskollegiums der Schule für Rhythmische Massage.

Ausbildungsmöglichkeiten und Adressen

Die Rhythmische Massage kann innerhalb der Berufsausbildung zur Medizinischen Masseurin oder zum Medizinischen Masseur FA erlernt werden an der **Schule für Rhythmische Massage** in Arlesheim.

Für Medizinische Masseurinnen und Masseure FA sowie Physiotherapeutinnen und -therapeuten bieten folgende Schulen Fortbildungen an:

Margarethe Hauschka-Schule
Gruibingerstrasse 29
DE-73087 Boll
Telefon 0049 7164 4564
Telefax 0049 7164 4034

Schule für Rhythmische Massage
Ita Wegman Klinik
CH-4144 Arlesheim
Telefon 061 705 75 75
massageschule@wegmanklinik.ch
www.rhythmische-massage.ch

In verschiedenen weiteren Ländern bestehen oder sind Ausbildungen im Aufbau. Adressen sind bei den genannten Berufsverbänden oder der Medizinischen Sektion am Goetheanum in CH-4143 Dornach erhältlich: Telefon 061 706 42 90 – www.goetheanum-medizin.ch

Berufsverbände
Bei den Berufsverbänden sowie im Internet erhalten Sie Adressen von Therapeutinnen und Therapeuten in Ihrer Nähe.

Berufsverband der Therapeutinnen und Therapeuten für Rhythmische Massage in der Schweiz – BTRMS
Oberfeldstrasse 19
CH-9437 Marbach
www.rhythmische-massage.ch

Berufsverband Rhythmische Massage – BVRM
Roggenstrasse 82
DE-70794 Filderstadt
www.rhythmischemassage.com

Quellen und weiterführende Literatur

Gamma-Walz/Maag: Durch die Haut die Seele berühren – Ein Massagehandbuch für die Begegnung mit behinderten Kindern – Edition SZH

Hauschka Margarethe: Rhythmische Massage nach Dr. Ita Wegman
Margarethe Hauschka-Schule, Boll (Deutschland)

Hildebrandt/Moser/Lehofer: Chronobiologie und Chronomedizin
Verlag Hippokrates, Stuttgart

Hoerner Wilhelm: Zeit und Rhythmus – Verlag Urachhaus, Stuttgart

Husemann/Wolff: Das Bild des Menschen als Grundlage der Heilkunst
Band 1–3, Verlag Freies Geistesleben, Stuttgart

Isenmann Harald: Rhythmische Massage nach Dr. med. Ita Wegman
Verein für Anthroposophisches Heilwesen e.V., Bad Liebenzell

König Karl: Der Kreis der zwölf Sinne und die sieben Lebensprozesse
Verlag Freies Geistesleben, Stuttgart

Steiner Rudolf: Anthroposophische Menschenerkenntnis und Medizin – GA 319, Rudolf Steiner Verlag, Dornach

Steiner Rudolf: Geisteswissenschaft und Medizin
GA 312, Rudolf Steiner Verlag, Dornach

Steiner Rudolf: Der unsichtbare Mensch in uns
Das der Therapie zugrunde liegende Pathologische
Vortrag vom 11.2.1923 in GA 221, Rudolf Steiner Verlag, Dornach

Steiner Rudolf: Geisteswissenschaft als Erkenntnis der Grundimpulse sozialer Gestaltung – GA 199, Rudolf Steiner Verlag, Dornach

Steiner Rudolf: Nervosität und Ichheit
Vortrag vom 11.1.1912 in GA 143, Rudolf Steiner Verlag, Dornach

von Bonin Dietrich u.a.: Signaturen der Therapeutischen Sprachgestaltung in der Herzfrequenzvariabilität
Tycho de Brahe-Jahrbuch 2002
Tycho Brahe Verlag, Niefern-Öschelbronn

Zitate

1 **Wikipedia:** mehrsprachige Enzyklopädie im Internet, deren Inhalte frei nutzbar sind.

2 **Steiner Rudolf:** Vortrag vom 8.8.1920 in GA 199
   Rudolf Steiner Verlag, Dornach

3 **Steiner Rudolf:** Vortrag vom 28.8.1923 in GA 319
   Rudolf Steiner Verlag, Dornach

Zeichnungen: Maria Maier, Basel

Bestellung:

Nummer	Anzahl	Titel	Fr.
201		Schöpferisch werden in Zeiten der Erschöpfung	7.–
202		Krankheit als Begegnung	7.–
203		Das Sterben ist auch Geburt	7.–
204		Krebs verstehen und behandeln	7.–
205		Mobilfunk – die riskante Kommunikation	7.–
206		Erdenfrüchte – Himmelskräfte	7.–
207		Parkinson-Krankheit	7.–
208		Auf die Welt kommen	7.–
209		Wie entsteht Gesundheit?	7.–
210		Schatzkammer des Lebens	7.–
211		Berührung – Rhythmus – Heilung	7.–
399		Patientenverfügung mit Vorsorgevollmacht	5.–
		Literaturprospekt	gratis
		Informationen des Vereins	gratis

Die Lieferung erfolgt mit Rechnung zuzüglich Versandkosten. Preisänderungen vorbehalten.
Bitte Absender auf der Rückseite nicht vergessen!

- Ich möchte Einzelmitglied bei anthrosana werden.
  (Jahresbeitrag mindestens Fr. 40.–)

- Wir möchten Familienmitglied bei anthrosana werden.
  (Jahresbeitrag mindestens Fr. 50.–)

- Ich interessiere mich für eine Mitgliedschaft.
  Bitte senden Sie mir Informationen über die Aktivitäten des Vereins.

- Ich möchte die anthrosana-Broschüren regelmässig erhalten.
  Bitte schicken Sie mir die Hefte zum Preis von ca. Fr. 9.– (inkl. Versand).

- Ich möchte die Aktivitäten von anthrosana mit einer Spende unterstützen.
  Bitte schicken Sie mir ____ Einzahlungsschein/e.

Bitte Zutreffendes ankreuzen und Absender auf der Rückseite nicht vergessen!

Name	
Vorname	
Strasse	
PLZ, Ort	
Datum	
Unterschrift	

Bitte frankieren

anthrosana
Verein für anthroposophisch
erweitertes Heilwesen
Postfach 128
4144 Arlesheim

Name	
Vorname	
Strasse	
PLZ, Ort	
Datum	
Unterschrift	

Bitte frankieren

anthrosana
Verein für anthroposophisch
erweitertes Heilwesen
Postfach 128
4144 Arlesheim